AF602884

NOUVELLES
CONSIDÉRATIONS
SUR L'ÉTAT ACTUEL
DE L'ART DE GUÉRIR.

PAR M. J. B. A. G. FORESTIER,

Membre des ci-devant Collége et Académie royale de Chirurgie.

Le Gouvernement est un être abstrait... Mais le gouvernement est exercé par des hommes qui partagent les faiblesses de l'humanité, et ne sont exempts ni de préventions ni d'erreurs.

DE BONNALD, *Lettre à M. Fischer*, *1er septembre* 1821.

A PARIS,

Chez
- PETIT, Libraire de S. A. R. MONSIEUR et de S. A. S. Mgr le Duc de BOURBON, Palais-Royal, galerie de bois, n° 257;
- CHAIGNIEAU jeune, Imprimeur-Libraire, rue Saint-André-des-Arcs, n° 42;
- l'Auteur, rue de Chartres, Faubourg du Roule, n° 17.

1822.

NOUVELLES CONSIDÉRATIONS SUR L'ÉTAT ACTUEL DE L'ART DE GUÉRIR,

OU

REVUE DES ANNÉES 1820, 1821 et 1822.

Les changemens opérés dans l'enseignement et la pratique de l'art de guérir ont exercé la plume de beaucoup d'écrivains habiles, tant en médecine qu'en chirurgie. Si la vérité eût été la base des nombreux écrits qui ont paru sur cet objet important, depuis long-temps la grande question eût été décidée, et chacune des parties de l'art de guérir serait rendue à elle-même ; car, n'en doutons pas, les chirurgiens ne sont pas les seuls Français qui gémissent de l'anéantissement de la chirurgie; j'en ai recueilli des preuves non équivoques lorsque j'ai mis au jour mon dernier ouvrage (1). Les vérités que j'y ai développées ont été généralement senties; elles seront toujours chères à mon cœur les félicitations dont m'ont honoré les différentes classes de la société : mes confrères, des magistrats distingués, je dirai plus, nombre de médecins, tant modernes que de l'ancienne faculté. Ces témoignages flatteurs de l'opinion publique m'ont été une garantie certaine qu'il existe dans Paris, dans la France entière, des hommes amis de leurs semblables, qui ne désirent le rétablissement de la chirurgie que pour l'intérêt général. Encouragé par ces premiers succès de mes faibles talens, j'ai cru devoir mettre au jour des vérités nouvelles et plus étendues. Je ne me flatte point de changer de suite l'ordre de choses actuel; heureux seulement si je puis préparer la voie à ceux qui me succéderont. Parmi les nouveaux chirurgiens il s'en trouvera, j'ose l'espérer, quelques-uns assez courageux, assez jaloux de la gloire de la chirurgie pour en prendre ouvertement la

(1) Un mot sur les deux procès-verbaux dressés après la mort de S. A. R. Mgr le Duc de Berri.

défense : déjà je crois en avoir découvert. Grâces soient rendus à ces cœurs vraiment français : le précieux avantage qu'ils procureront à la société, sera leur plus chère récompense. Tels sont mes vœux, tels sont ceux de mes vénérables confrères que la faulx du temps n'a pas encore moissonnés.

Il est pénible sans doute, pour dévoiler certaines vérités, d'écarter le langage de la modération que les chirurgiens ont constamment tenu jusqu'à présent : le public prévenu les accuserait encore s'ils continuaient à combattre leurs adversaires avec les mêmes armes : LA TOLÉRANCE, LA CIRCONSPECTION. A l'exemple de ceux qui ont proclamé avant moi les abus existans et les maux qui en sont journellement la suite, j'aurai le courage d'en continuer les preuves et de les fortifier. Je n'ai plus à signaler des rapports inconsidérés, des faits de pratique opposés aux principes de la véritable chirurgie; les preuves écrites que j'en ai publiées sont irrésusables; autrement les personnes intéressées n'eussent point gardé le silence. Présentement je viens arracher le masque à des hommes qui, après avoir travaillé depuis long-temps à la ruine de la chirurgie, se sont hâtés de l'abattre pour exploiter à leur profit et despotiquement ce qu'ils appellent

MÉDECINE. Je n'imiterai pas quelques écrivains pusillanimes, que certains motifs de crainte, d'intérêt ou de basse flatterie ont empêchés de dire la vérité : je vais retracer le tableau fidèle des menées de ces hommes que l'ambition a placés audacieusement dans nos écoles, en insultant à leurs légitimes possesseurs. Aujourd'hui que je signale ma haine pour le désordre, je passerai pour ridicule, pour insensé, peut-être même pour furieux. Je me glorifie, je dis plus, je m'honore de la haine de nos antagonistes. La vérité, l'impartialité, la justice, doivent toujours guider l'homme honnête. Si donc l'on m'accuse d'avoir manqué à ces considérations, j'opposerai que je ne hasarde rien ; les faits que j'avance ont été démontrés ou peuvent l'être ; ceux que je publie aujourd'hui convaincront plus positivement que la destruction actuelle de la chirurgie a été la suite inévitable d'actes arbitraires, de machinations qui depuis long-temps avaient rendu son rétablissement presque impossible. Ceux qui lui ont porté les premiers coups à l'époque fatale de nos désastres sont peut-être moins coupables que ceux qui ont achevé sa destruction, malgré que celui qui commence la démolition d'un édifice n'en soit pas moins le destructeur que celui qui en arrache la dernière pierre. On m'objectera que telle fut la volonté nationale, puisqu'un décret a fixé le mode du régime actuel. Je répondrai que cet acte devait être annullé ainsi que d'autres l'ont été, ou plutôt qu'il cessait de fait du moment où le prince reprenait ses droits. La loi fondamentale, le pacte écrit, étaient sacrés; ils devaient être respectés comme droit inhérent à la propriété pour tous nos successeurs, et assimilés à ceux que nous avaient laissés François Ier et Henri IV. Une munificence royale est un anneau de la légitimité et un principe positif qui exclut plus particulièrement toutes les désastreuses opérations de la révolution, devenues un point sombre dans l'éclat de la majesté royale. Les anneaux de cette chaîne se touchent; la royauté ne peut être interrompue : elle a existé même avant la rentrée du monarque : la preuve, c'est qu'il a daté son règne de l'époque où son infortuné prédécesseur a cessé d'être. La France régénérée n'a point abrogé toutes ses anciennes lois : des concessions positives ne peuvent et ne doivent passer en mains étrangères lorsque les possesseurs ont acquis la garantie solennelle non d'un particulier, mais du monarque, qui représente la nation entière. Le bienfaiteur-né de la chirurgie existe dans la personne du Roi comme successeur et héritier de son aïeul ; le bienfait de Louis XV est donc aussi immuable, aussi incommutable que si ce prince justement célèbre était encore sur le trône.

Comme je ne puis approuver le dernier acte du gouvernement qui a sanctionné la spoliation de nos écoles et l'anéantissement de la chirurgie, je dirai, avec tout le respect et la soumission que je dois au prince, qu'un père a déshérité ses enfans, les a privé de leurs propriétés, de leurs biens légitimes. Tout Français ami de son Roi, de ce prince qui a signalé son retour par tant d'actes de générosité, de bienfaisance, détablissemens utiles, voit avec douleur que l'auguste petit-fils de Louis XV a changé la destination des libéralités de son aïeul. Les écoles de chirugie attestaient aussi la munificence de son successeur, motifs bien puissans pour que ce monument soit rendu à sa destination première. Dirai-je que les 40,000 fr. de rente dont jouissait l'académie royale de Chirurgie était un bienfait de M. de la Peyronie, premier chirurgien de Louis XV? ajouterai-je que c'est des deniers de MM. de la Martinière et Houstet, que furent fondées à perpétuité l'école pratique et les médailles d'or et d'argent que l'on distribuait chaque année aux élèves qui s'étaient distingués par leur travail et leurs progrès? Ce court exposé est plus que suffisant pour démontrer le droit qu'ont les chirurgiens de ne cesser de réclamer le rétablissement de leur collége, de leur académie, et la restitution des biens qu'ils possédaient : que dis-je? ils sont prêts à faire le sacrifice de ces derniers ; mais aucune objection ne peut prévaloir lorsque des titulaires d'un bienfait de deux souverains réclament de leur successeur la continuation de ce même bienfait. Aucune loi révolutionnaire, aucun acte légitime ne peut abolir un acte royal lorsque la même branche des bienfaiteurs existe. C'est l'arche sacrée mise sous la protection du prince, elle est inviolable : autrement le bien qu'a fait le Roi depuis sa rentrée dans son royaume peut un jour avoir le même sort, sous le règne de ses successeurs. Il répugne à tout Français de craindre ou même de soupçonner un pareil acte attentatoire à la majesté de son prince légitime. Combien donc sont coupables les mains sacriléges qui ont osé toucher à cette dotation, en même temps que changer sa destination! Cette surprise faite au gouvernement n'aura qu'un temps : espérons que le cri de l'humanité parviendra dans toute sa force et sa pureté jusqu'au monarque; espérons, dis-je, qu'une fois éclairé il s'acquittera d'une dette chère à son cœur, le rétablissement d'une corporation toujours fidèle à son prince et qu'aucune circonstance n'a fait varier; crime impardonnable à l'époque où les médecins se sont emparés du pouvoir. Lorsque je parle des médecins, c'est seulement de ceux qui composaient la ci-devant société de Médecine, car il n'est plus question de l'ancienne faculté royale, qui aussi avait donné des preuves d'attachement au souverain. C'est de son sein que sont sortis des enfans dénaturés, qui, après avoir tramé dans l'ombre contre leur mère, l'ont abandonnée en la déchirant, et sont parvenus à force d'intrigues et de souplesse à obtenir le titre de société de Médecine. Après s'être adjoints des médecins de facultés étrangères à celle de Paris, elle s'est réunie pour répondre, ainsi qu'elle en avait pris l'engagement, sur les épidémies, les remèdes secrets, les eaux minérales, etc., etc. Comme les épidémies heureusement sont très-rares et que les autres parties ne suffisaient pas pour alimenter ses séances, elle eût péri dès sa naissance si son secrétaire, génie rare dans l'art de faire des éloges, n'eût obtenu le suffrage du public; ce champ encore trop peu vaste n'eût prolongé que de quelques années la débile existence de cette société, lorsqu'elle chercha à exploiter le domaine de la chirurgie ; ce n'est pas que ses membres fussent instruits dans cette partie, mais ils parvinrent par des moyens vraiment honteux à se procurer des mémoires, des observations qu'ils présentaient au public ; il en formèrent un ouvrage dont ils n'étaient auteurs que par droit d'acquisition. Ces moyens étaient presqu'épuisés lorsqu'arriva l'époque fatale de nos désastres : ils en profitèrent pour faire naître une espèce de schisme parmi nous ; en peu de temps plusieurs de nos grands maîtres, séduits par des promesses fallacieuses et l'appât de l'or, affectèrent un despotime insultant pour la grande majorité de leur compagnie. Ces hommes turbulens profitèrent de cette catastrophe dont ils étaient les auteurs ; s'emparèrent de nos écoles, et, conduits, soutenus par nos faux confrères, firent tous les ravages que nous connaissons. O honte ineffaçable pour des hommes vieillis dans nos écoles, que nous en croyions les soutiens! des professeurs royaux ont porté la faiblesse, pour ne pas dire plus, jusqu'à devenir les instrumens actifs, les destructeurs de la chirurgie, et au moment où ils occupaient encore les places distinguées qu'ils tenaient du souverain, ils ont servi de marchepied à des ambitieux. Repectons les cendres de ceux que la mort a moissonnés ; mais il en est encore qui survivent pour éprouver la confusion et le désespoir.

Ce sont les débris de cette société étrangère par le fait à la chirugie qui sont parvenus à anéantir jusqu'à son nom : il est sans doute des pas difficiles, bien glissans, lorsqu'on n'a pas le cœur pur et la volonté bien arrêtée : nous citerons pour exemple ce moment de désolation publique où l'homme de l'île d'Elbe parut de nouveau sur le sol français. Quel rôle joua alors cette réunion d'hommes qui naguère s'étaient rangés sous les bannières du légitime monarque? allèrent-ils se prosterner? ou, fiers des sentimens d'hommes intègres, se refusèrent-ils à prostituer leur voix, leur zèle et leur encens? Voilà deux grandes classes, l'une pour l'infamie, l'autre pour l'honneur français; gloire à la faculté de Médecine, si elle s'est rangée dans la dernière; si elle se trouve dans la première, après l'exemple de rébellion qu'elle a donné à une jeunessse avide de trouver des modèles, elle ne peut rester à la tête de ces institutions, où tout doit respirer le respect pour le monarque et l'attachement à nos lois. Mais arrêtons-nous, et ne montrons pas dans leur nudité des hommes qui ont continué à se revêtir des plus honorables dépouilles.

C'est par suite de ces considérations que l'on

a reproché à tous ceux qui ont écrit pour la chirurgie *et leur modération et leur faiblesse.* La guerre est à mort, disent les personnes probes et judicieuses, la guerre est à mort entre les médecins et les chirurgiens. Pourquoi ces derniers, en sollicitant leur rétablissement, ont-ils demandé celui de la médecine ? Ils devaient à l'exemple de leurs antagonistes, de leurs ennemis, garder au moins le silence sur une corporation toute occupée à poursuivre la ruine et l'abolissement de la chirurgie. Je me fais honneur de prendre part à ce reproche : jamais la postérité qui doit juger cette affaire ne condamnera la conduite honorable et désintéressée des chirurgiens ; c'est au retour d'un roi bienfaisant, c'est sous le règne de la justice et de toutes les vertus sociales, qu'ils ont demandé au souverain légitime le rétablissement de leur collége et de leur accadémie ; il leur répugnait de dénoncer les médecins, mais ils tenaient à prouver la légitimité de leur cause. Lorsque des droits sont imprescriptibles, inaliénables, il suffit de demander à y rentrer pour que le gouvernement doive exercer cet acte de justice ; les chirurgiens n'ont point cherché à l'obtenir au détriment d'une autre corporation. Ils ont exposé franchement et sans partialité tous les vices existans dans l'enseignement et la pratique de la chirurgie, les maux sans nombre qui en sont résultés. La tâche de ces hommes d'honneur est remplie, ils sont encore là pour porter la peine de leurs fausses allégations, de leur imprudence, ou pour recevoir la récompense due à leur sincérité, à leur dévouement pour le bien public. Convaincus qu'il exige des médecins et des chirurgiens, ils ont représenté au gouvernement qu'il lui importait que ces deux corporations existassent ; qu'elles étaient également dignes de sa bienveillance et de sa protection, mais qu'elles doivent être séparées quant aux études, à l'exercice et aux attributions. Malheur aux médecins qui n'ont point tenu le même langage! je dis plus, qui en ont tenu un diamètralement opposé, et trompé le gouvernement. Ce dernier devait déployer son autorité et infliger aux coupables la seule punition qui cadre avec sa douceur : c'était de leur ôter cette prépondérance vraiment insultante, de rendre aux chirurgiens leur monument pour y reprendre leurs leçons aux élèves, et leur accadémie afin qu'ils continuassent leurs utiles travaux. Telle était la confiance que nous avait inspirée la légitimité, et le fruit précieux que nous espérions en retirer.

Des maux infinis pesaient sur la France au moment du retour des Bourbons : la sagesse, la bonté, la fermeté du Roi ont opéré déjà une grande amélioration et arrêté les plus grands maux; parmi ceux auxquels il reste à remédier, je dirai même un des plus urgens, c'est la séparation que nous demandons. Je ne produirai pas de nouveau toutes les preuves qui ont été fournies pour en démontrer la nécessité, des souvenirs bien tristes justifient ce que j'avance : un événement plus récent, quoique d'une autre nature, le confirmera encore davantage. Nous devons applaudir au dévouement, admirer le courage de ces hommes intrépides qui, oubliant leur patrie, leurs affections les plus chères, ont volé au secours de leurs semblables qu'une contagion meurtrière moissonnait sans distinction d'âge ni de sexe. Des chirurgiens, même expérimentés, n'eussent pu remplacer ces praticiens généreux. La maladie qu'ils allaient combattre n'était point du ressort de la chirurgie. Elle exigeait une connaissance profonde de la science médicale, c'est-à-dire du traitement des maladies internes. Les épidémies contagieuses et meurtrières comme celles qui ont régné en Espagne sont heureusement très-rares; cependant, tous les jours, ne se manifeste-t-il pas des fièvres pernicieuses et des maladies qui n'ont aucuns signes extérieurs? Elles sont du ressort de la médecine proprement dite, comme les plaies, les fractures, les luxations appartiennent particulièrement à la chirurgie. Disons que ces preuves réunies démontrent sans réplique qu'il faut des médecins, des chirurgiens, et que la médecine, rappelée à son degré de perfection, serait utile à l'humanité.

Je ne puis m'empêcher de reproduire, parce qu'elles sont gravées dans mon cœur comme dans celui de mes confrères, l'auguste réponse du Roi, sa promesse solennelle lorsque nous avons eu l'honneur de lui présenter nos respectueuses réclamations. CULTIVEZ VOTRE ART, FAITES DE BONS ÉLÈVES, ET COMPTEZ SUR MA PROTECTION. Cette faveur signalée, cette bienveillante sollicitude, ne furent point l'expression du moment; elles étaient gravées dans le cœur du monarque, puisque nous plaidions la cause de plus de vingt-cinq millions de Français. Si la France souffre encore de la non réorganisation de la chirurgie, n'en accusons pas le Roi : les grands et nombreux événemens qui se sont succédés l'ont empêché de s'occuper de ce point infiniment petit dans son immense administration; mais il en a chargé son ministre. Je ne veux point accuser ce dépositaire des volontés du souverain : son département a des divisions très-multipliées; il est forcé de s'en rapporter à des chefs de bureaux : la partie qui nous regarde a été confiée à l'un d'eux. Eh bien! c'est là qu'ont été entravées, paralysées et mises au néant toutes les demandès particulières des défenseurs de la chirurgie. Une autre circonstance le prouvera encore mieux. Lorsqu'en décembre 1818 nous eûmes l'honneur, deux de mes confrères et moi, d'être admis au lever de Sa Majesté, elle nous réitéra sa promesse de s'occuper DE NOTRE AFFAIRE. La première parole du Roi suffisait à nos désirs ; cette seconde nous confirma dans notre espoir : ainsi que la première fois, il aura remis notre supplique à son ministre, qui devait en connaître; celui-ci, en la donnant au chef de bureau chargé de ce travail, aura dû l'instruire des intentions de Sa Majesté ; s'il ne l'a point fait, il est le premier coupable; s'il a rempli ces obligations, l'employé n'a pu s'excuser de n'avoir pas satisfait à son devoir ; et lorsqu'il a présenté au ministre un résultat opposé aux intentions que le Roi avait manifestées, le travail, loin d'être accepté, devait être rejeté. Mais non ; le ministre, circonvenu, obsédé par les médecins et leurs affidés, n'a pas craint de le présenter au Roi et de le lui faire agréer.

C'est ainsi que nos antagonistes sont parvenus à jouir impunément de nos droits : la faculté de médecine sait ce qu'il lui en coûte annuellement pour soutenir ces mêmes droits, et ce secret n'en est pas un pour tout le monde. Prouvons encore qu'il est dans la destinée des rois d'être entourés de flatteurs ou de perfides qui, en leur cachant la vérité, les empêchent de faire tout le bien qu'ils désirent. L'ordonnance que Sa Majesté rendit en 1815 pour la nomination d'une commission qui *serait chargée de lui rendre compte de l'état actuel de l'enseignement des écoles de médecine et de* CHIRURGIE, *et de lui présenter les modifications dont pourraient être susceptibles ces établissemens.* Le texte judicieux de cette ordonnance prouve suffisamment que le Roi portait un intérêt égal à la chirurgie et à la médecine, qu'il était instruit qu'il existait des abus auxquels il voulait remédier par des modifications qu'il demandait qu'on lui proposât : cependant, a-t-on bien secondé ses intentions paternelles pour la nomination des membres de cette commission ? Sur quatorze dont elle était composée, il ne se trouva que deux membres de notre ancien collége ; les autres étaient des médecins de l'ancienne faculté, plusieurs de la nouvelle, des professeurs de l'école de médecine actuelle. Cependant la force de la vérité triompha malgré les nombreuses oppositions : il se trouva une majorité qui insista pour que l'instruction de la chirurgie cessât d'être confondue avec l'enseignement de la médecine ; elle déclara qu'il convenait de rétablir, non les anciens corps académiques, mais LA FACULTÉ DE MÉDECINE ET LE COLLÉGE DE CHIRURGIE, pour l'enseignement séparé de ces deux sciences et pour la formation de deux corps académiques qui, émanés de ces deux sociétés respectives, ne feraient *qu'un* avec elles. Je puis affirmer que cette grande majorité d'opinions entre des hommes intéressés à ce que l'ordre de choses existant ne changeât point, détermina presqu'aussitôt le Roi à répondre aux vœux de cette commission. Ces intentions du gouvernement ne furent pas plutôt manifestées qu'elles effrayèrent nos ennemis : ils se voyaient à la veille de perdre le fruit de leurs menées sourdes, de leurs intrigues secrètes, de restituer aux chirurgiens leur domaine usurpé ; en un mot, d'être rendus à eux-mêmes, à leur destinée primitive. Persuadés que, pour changer la nature et les dispositions de ce projet utile, il ne fallait qu'en retarder l'exécution, ils ont multiplié les écrits anonymes contre la chirurgie, fait préconiser leur corporation par ces automates qui cèdent passiverement aux ressorts qui les font agir ; ils ont recouru à ces trompettes vénales qui, sonnant à volonté, propagent tout ce que l'on veut offrir à l'aveugle crédulité du peuple. Il est facile, avec de grands mots et le ton de la persuasion, de tromper impunément. Pour mieux assurer leurs succès, ces mêmes hommes ont d'abord influencé les premiers rangs de la société, persuadés que ce moyen était le plus sûr pour réussir dans les secondaires. En effet : bientôt le peuple, séduit, entraîné par l'exemple, lutta pour ainsi dire d'empressement à imiter les classes plus élevées ; enfin, ils placèrent partout leurs créatures, parvinrent à assiéger les bureaux du ministre, à obstruer les avenues du trône, et à faire nommer une nouvelle commission qui, ne s'occupant que de l'organisation d'un corps académique, jeta les bases de l'ordonnance de 1820. Je n'ai point vu siéger dans cette commission le premier chirurgien du Roi, ni MM. Deschamps et Valentin, membres de l'ancien collége de Chirurgie et de la commission de 1815. Cette dernière avait rempli les intentions bienfaisantes de Sa Majesté ; celle de 1820 est devenue cause finale de la destruction totale de la chirurgie.

Je respecte l'ordonnance parce qu'elle annonce les mêmes sentimens, les mêmes intentions du Roi DE PERFECTIONNER L'ENSEIGNEMENT DE L'ART DE GUÉRIR, ET DE FAIRE CESSER LES ABUS QUI ONT PU S'INTRODUIRE DANS L'EXERCICE DE SES DIFFÉRENTES BRANCHES; mais je ne puis m'empêcher d'analyser le travail des bureaux du ministre, ou plutôt de leurs conseillers, parce que j'y retrouve les vues secrètes de ces derniers; en effet, ils n'ignorent pas, ces hommes perfides, que *la création d'une académie spécialement chargée de travailler au perfectionnement de la science médicale ne remédie point aux vices de l'enseignement de l'art de guérir, et ne fera point cesser les abus qui se sont introduits dans ses différentes branches.* Il existe donc des ABUS; ils sont donc démontrés, reconnus, et cependant quels moyens sont employés pour les faire cesser? On ne peut s'empêcher d'avouer que l'art de guérir a différentes branches, et cependant une seule académie est formée. A la vérité, les instigateurs de cette décision surprise au monarque, ont masqué leur perfidie en demandant la subdivision de cette académie générale en trois sections; mais sont-elles isolées, indépendantes? ont-elles, chacune, conservé leur nom propre, le droit exclusif de la nomination de tous leurs membres? Non, sans doute. Celle de médecine seule a conservé son nom, les deux autres restent dépendantes. On voit bien clairement que l'espoir de ces hommes, insatiables de prérogatives, n'a pas été trompé ; que la domination qu'ils exerçaient depuis trente ans ne leur est point échappée, malgré qu'ils aient paru céder aux vues du gouvernement, qui, se reportant en arrière de la révolution, a reconnu que l'ancienne division était la seule admissible, la seule nécessaire.

Il importe en tout temps de dire la vérité, et c'est sur-tout dans ce moment où un certain nombre d'hommes sont intéressés à la tenir captive. Je profite donc de la liberté accordée à tout Français de publier son opinion pour exposer au grand jour les abus qui entravent la marche d'une branche de la prospérité nationale. La calomnie ne me pardonnera pas d'avoir soulevé ce voile ; cependant il est des circonstances qui commandent à l'homme de bien une noble fermeté et une courageuse énergie, quelles qu'en soient les conséquences ; il trouve sa récompense dans son cœur et dans la juste reconnaissance de ses concitoyens par le bien qu'il pro-procure à la société. Mais, poursuivons avec la même franchise et le même respect dus à un établissement royal. Une académie de médecine, divisée en sections de chirurgie et de pharmacie, a été créée nonobstant d'autres sociétés déjà existantes. Ces différentes réunions appartiennent à la juridiction du prémier médecin du roi : l'académie royale s'assemble en corps ou par sections. Depuis qu'elle existe, pouvons-nous dire que ses membres sont réellement unis ? se sont-ils prêté mutuellement des secours pour faire refleurir chaque partie de la science, et par-là ont-ils atteint le but de leur institution ? Non, assurément. On ne s'en étonnera pas quand on réfléchira sur ce qui doit se passer dans une société composée de physiciens, de médecins, de chirurgiens, de chimistes et de vétérinaires, qui tous ont leur partie bien distincte à cultiver, un langage particulier, et des études qui leur sont propres. Disons donc que toutes sociétés composées de diverses classes de savans, sont toujours un obstacle aux progrès de chaque science.

Suivons encore l'examen de cette académie triple par celui de ses sections.

Je reconnais la bienveillance du Roi, je rends hommage à son amour pour ses peuples, lorsque je vois émaner de sa puissance une académie de Médecine spécialement instituée pour répondre au gouvernement sur ce qui intéresse la santé publique, et particulièrement sur les épidémies, les remèdes nouveaux, les eaux minérales, etc. Sous ce seul rapport, la nouvelle académie pourrait continuer avec honneur les travaux de l'ancienne société de Médecine. La pharmacie, qui a toujours été une des parties intégrantes de la médecine, pourrait lui être adjointe avec quelques restrictions, et parlà augmenter son domaine déjà immense. Pour se rapprocher davantage des vues bienfaisantes de son fondateur, elle renoncerait à jamais à la chirurgie, et avouerait enfin que ces deux sciences sont particulières et absolument distinctes. Quelques observations générales sur le nouveau mode d'enseignement confirmeront ce que j'avance. La médecine actuelle semble étouffée sous le poids des mots et l'immense richesse de ses expressions. On ne se borne plus à expliquer les choses; la nouvelle création les étend, les agrandit par des périphrases inutiles et redondantes. Loin d'avoir continué à soulager la mémoire des élèves, à faciliter les études sans faire perdre de l'intérêt de la science, le système adopté tend à l'écraser par les divisions, les subdivisions, les genres et les systèmes qu'ont adopté les nouveaux écrivains. La partie chimique, sur-tout, est enveloppée dans une nomenclature lourde et diffuse, et la médecine proprement dite possède un langage entièrement grec. Les divisions des maladies sont recherchées et vraiment brillantes, mais nuisibles au but que tout médecin doit se proposer, LE

MOYEN DE GUÉRIR. Qui pourrait se persuader que cette grande richesse apparente se réduit à trois points fondamentaux pour le traitement des maladies; je veux dire l'application des sangsues, celle des vésicatoires, et l'emploi des sinapismes ? Quel étrange abus ne fait-on pas de ces moyens ! Il n'est pas une maladie où ils ne conviennent, et par lesquels on ne commence la cure, peu de traitemens où on ne les réitère indistinctement et sans nécessité, il n'est pas une seule partie du corps qui en soit exempte (1); en un mot, les malades sont aujourd'hui de véritables patiens que l'on torture en prolongeant leurs souffrances, et souvent en aggravant leurs maux. Oui : de ce mode de traitement, que l'on peut dire à la mode, résultent journellement les effets les plus pernicieux, soit qu'il ait été prescrit par un médecin, soit que des individus dont l'intelligence est la moins exercée en abusent de leur propre chef. Avant nos innovateurs, le peuple n'avait pas en main une arme souvent dangereuse, des moyens de guérir aussi imparfaits ni aussi douloureux. Tout lecteur impartial me pardonnera cette petite digression. Puisse-t-il en sentir le véritable motif, et sur-tout en éprouver l'heureux résultat !

(1) Un médecin a fait poser un vésicatoire sur la joue.

Les pharmaciens instruisent leurs élèves et reçoivent leurs membres; cette corporation n'a cessé d'être UNE : elle s'est soutenue avec les mêmes droits et les mêmes priviléges dont elle jouissait avant la révolution; ses membres font partie intégrante de la nouvelle section académique; si elle a obtenu quelques prérogatives, c'est en perdant l'avantage de son unité.

La nouvelle section dite de chirurgie n'en porte que le nom véritablement dérisoire, n'est qu'un vrai fantôme. L'homme paisible, impartial, reconnaît que si les médecins n'ont pu s'opposer à sa création, ils ont travaillé à ce que les points fondamentaux de cet établissement entretinssent l'aristocratie médicale : oui, elle règne encore avec une tyrannie sans borne. Pour nous en convaincre, pénétrons dans ces séances académiqnes où siégent presque tous les professeurs de la faculté; nous trouverons les mêmes hommes signaler leur ingratitude envers leur bienfaiteur par le despotisme qu'ils veulent exercer sur leurs collègues. Nous entendrons des discussions scandaleuses. Chacun fait valoir ou dispute une prépondérance plus ou moins méritée, mais toujours déplacée. Tel est le tableau fidèle ou plutôt mal esquissé de cette assemblée. Un esprit de charlatanisme s'oppose aux efforts que font quelques membres pour lui mériter un jour la même estime dont jouissait la nôtre au moment où nous avons été forcés de nous séparer. Il est impossible, oui, il est impossible qu'un ordre de chose établi sur des bases aussi vicieuses, puisse se soutenir, encore moins se consolider. Ces réunions médico-chirurgicales ont apporté dès leur naissance leur germe destructeur par l'analogie trop réelle qu'elles ont avec celles qui se sont formées après la suppression du collége de chirurgie et de la faculté de médecine. Si l'on compare cette académie avec celle de notre ancien collége, on remarquera que cette dernière avait des réglemens particuliers dont l'avantage et la sagesse étaient attestés par une longue suite d'années. Les membres qui la composaient étaient pris uniquement parmi ceux du collége. Ces deux corporations n'en formaient réellement qu'une seule réunie sous les auspices et la présidence du premier chirurgien du Roi. Le même esprit animait tous les membres, le même lien les unissait; en un mot, c'était une même famille sous la tutelle du même père qui n'avait de supérieur que le Roi. O! immortel collége! ô précieuse académie! votre destruction a porté le coup le plus funeste à la chirurgie, et le désespoir dans l'âme de ses maîtres et de ses disciples, lorsqu'ils ont vu votre arbre unique dans l'univers entier, l'admiration de toutes les puissances, arraché, déraciné en un instant; oui, en un instant le vandalisme révolutionnaire dans sa fureur a détruit l'établissement le plus utile à l'humanité. N'en accusons pas les législateurs d'alors, car, le 8 janvier 1792, les prévôts et administrateurs du collége de Chirurgie portèrent une pétition au corps législatif; elle fut renvoyée au comité d'instruction publique. Baudin des Ardennes, alors président de ce comité, dit : *Si le collége de chirurgie n'existait pas, et que le corps législatif en fût l'instituteur, il croirait avoir assez fait pour sa gloire en décrétant un établissement aussi utile.*

Mais reportons-nous un instant au temps des troubles de la ligue : nous verrons les barbiers s'emparer de tout ce qu'il y avait de plus distingué et de plus élevé dans la chirurgie, malgré qu'ils n'eussent aucun droit, et qu'ils fussent incapables de l'acquérir ou de le mériter. Rapprochons cette époque fatale de celle dont nous avons été témoins, et nous verrons les médecins profiter de ce désordre pour étendre leur usurpation sur les chirurgiens, enseigner leur art et le pratiquer.

Combien aussi était fameuse notre académie en particulier; puisque la saine partie de celle que le Roi a daigné nommer fait l'aveu solennel de sa faiblesse pour en continuer les travaux. Ce faisceau des lumières actuelles doute de pouvoir atteindre le degré de perfection de leurs prédécesseurs; cependant quelques nouveaux docteurs semblent attacher une espèce de ridicule à la pratique et aux talens de ceux auxquels ils succèdent même immédiatement; ils ne font dater la gloire de la chirurgie française que de l'époque de la révolution : ils ne représentent les siècles des Ambroise, Paré, etc., que comme des siècles d'ignorance et de barbarie; en un mot ils publient qu'ils sont les fondateurs de la véritable chirurgie. Ce titre prétendu mérité enflamme tellement ces hommes ambitieux d'honneurs, qu'après s'être déclarés antagonistes les uns des autres, ils sont restés en guerre ouverte.

A leur exemple, de jeunes téméraires, de jeunes imprudens à peine sortis des écoles, ne craignent pas d'annoncer un ouvrage périodique *qui a des rapports avec les mémoires de l'académie royale de Chirurgie.* Quelques médecins réunis, des docteurs de nouvelle création osent aussi s'arroger le droit *de travailler pour faire suite aux mémoires de notre illustre société.* Hommes orgueilleux, reconnaissez, avouez votre faiblesse, et abjurez vos prétentions insensées. Je ne releverais pas cette folle jactance de ces messieurs si, se renfermant uniquement dans la partie de la médecine, ils offraient *une collection de faits choisis et bien observés, des mémoires sur les différentes parties de cette même science, et d'extraits fidèles des ouvrages utiles à cet art difficile :* mais lors qu'ils rapportent *cet axiome de tous les temps* SANS EXPÉRIENCE POINT DE MÉDECINE, et que je reconnais que par ce mot MÉDECINE ils entendent les trois parties de sa division, je demanderai à ces jeunes imprudens comment ils peuvent mettre en parallèle leur talent naissant avec celui des grands maîtres auteurs de nos mémoires. S'ils veulent avouer qu'ils ont seulement l'ambition de se faire connaître avantageusement, de se faire remarquer, je leur passerai ce petit orgueil utile et profitable. Si la société dont ils ont l'honneur d'être membres *une des plus anciennes de celles qui fleurissent dans la capitale* (depuis la révolution) veut enrichir la MÉDECINE de nouvelles découvertes ; nous pourrons croire *qu'un cercle d'hommes distingués dans toutes les branches de l'art de guérir* peut se qualifier de *réunion imposante* quoique renfermant dans son sein de jeunes adeptes dont les talens et les connaissances ne sont pas encore avérés.

Nous savons que la nouvelle section de chirurgie se compose entre autres, des professeurs de l'école actuelle de Médecine, de médecins de nouvelle création, et de deux ou trois membres de l'ancien collége de Chirurgie: ces derniers n'assistent point aux séances. On peut aisément préjuger quels seront les membres appelés à soutenir cette corporation; des hommes d'un mérite reconnu, mais en petit nombre. Une renommée souvent aveugle, une cabale adroite y placera sur-tout des amis, des protegés, des hommes faibles, mais dévoués; tous élèves d'une école vraiment étrangère à cette académie. Où auront-ils puisé la somme des lumières qu'ils viendront lui offrir, où auront-ils donné des preuves de leur talent? Qui leur aura conféré le titre de docteurs? Ce sera la faculté de Médecine de Paris, la seule privilégiée; seul corps enseignant, dont les leçons (je n'en retracerai pas de nouveau la nullité) sont communes à tous les élèves, quelle que soit la partie de l'art de guérir qu'ils se proposent d'embrasser. Qui ne reconnaît le vice de pareilles institutions? Des médecins, absolument étrangers à la chirurgie, se flatter de faire des chirurgiens lorsque mille et une preuves en ont démontré l'impossibilité, lorsque tous les médecins de bonne foi en ont fait l'aveu, lorsque les partisans les plus déclarés l'ont publié dans leurs ouvrages; enfin lorsqu'une expérience de trente ans en a fourni les preuves matérielles! Ces preuves se renouvellent encore chaque jour dans la pratique de la chirurgie : il est de notoriété publique que l'on trouve très-peu d'hommes capables de la pratiquer méthodiquement; c'est-à-dire de véritables chirurgiens. Parlerai-je de la partie des accouchemens, cette branche de la chirurgie qui intéresse si essentiellement la portion la plus intéressante de la société? Pour ne pas affliger ce sexe sensible et délicat, je m'abstiendrai d'exposer le tableau fidèle de ces jeunes épouses qui, ayant imprudemment accordé leur confiance à certains docteurs, n'éprouvent au moment de devenir mères qu'accident ou désespoir si l'homme impérit n'appelle à temps un confrère qui, lui-même en demande quelquefois un autre. Je ne parle point ici de ces cas graves, désespérés, où le praticien consommé pour se mettre en garde contre tout reproche demande un autre praticien, mais de ces cas les moins compliqués où l'homme instruit sait prendre un parti et agir pour sauver la vie à la mère et à l'enfant.

Actuellement, que la chirurgie a perdu son nom, on continue à la dénaturer davantage, en la rendant systématique et conjecturale, comme la science médicale. Les principes positifs de l'art des accouchemens, appuyés sur l'expérience et la pratique, sont remplacés par des probabilités, des suppositions qui flattent les enthousiastes avides de nouveautés. Des hommes revêtus de titres honorables publient avec emphase leurs découvertes aussi extraordinaires que vraiment ridicules. Cependant, protégés par des amis, soutenus par des co-intéressés, ils obtiennent les suffrages et l'approbation de savans, à la vérité la plupart étrangers à la science qui leur est soumise.

Les destinées de la chirurgie française semblent donc perdues pour l'avenir; et cet art sublime continuera à dégénérer, si l'appui et la protection du Gouvernement ne se dirigent vers le rétablissement de notre collége. En vain nos antagonistes, pour s'y opposer, ont-ils avancé qu'au moment de sa destruction l'académie de Chirurgie paraissait être languissante; que depuis quelques années elle avait cessé de publier ses travaux. Je répondrai que ce silence passager avait pour cause le projet utile que M. Louis, son secrétaire, avait conçu de faire adopter pour thèses tous faits de chirurgie légale; d'appeler à ces actes publics les juges et magistrats que cette partie aurait pu intéresser.

Ce travail avait retardé la mise au jour de nos productions académiques ; mais nous avons laissé un nombre de mémoires et d'observations suffisans pour compléter deux volumes. Ceux qui nous ont succédé reculent devant ces dépouilles précieuses, et n'osent pas les profaner.

La chirurgie est née parmi nous dans des temps obscurs, elle a été dans l'enfance pendant long-temps, ainsi que les autres sciences : elle n'en serait pas sortie, si les chirurgiens réunis en corps ne l'avaient enrichie par leurs travaux. Cependant, la même révolution qui a déshérité la France de sa glorieuse monarchie, a détruit un collége, ouvrage de plusieurs rois, a dépouillé la chirurgie de ses anciens priviléges, a usurpé sur elle l'édifice consacré à son enseignement. Aujourd'hui, ses membres sont oubliés, méconnus. Qui peut néanmoins et qui oserait douter de l'excellence de la chirurgie sur tous les autres arts ? Et pourquoi un chirurgien ne partagerait-il plus les honneurs de l'épée et de la magistrature ? J'estime, je respecte un guerrier qui n'est point enivré du désir d'une fausse gloire, parce qu'il sert sa patrie pour laquelle il offre de verser son sang ; un magistrat, parce que, revêtu de l'autorité du Souverain, il fait respecter les lois ; que par lui ma vie, mes biens sont en sûreté. Mais, ne dois-je rien à celui qui vient soulager mes maux, mes infirmités, au chirurgien qui assure les jours et la santé des rois, des généraux d'armées, des magistrats et de tout le peuple? Que l'on se transporte sur un champ de bataille au milieu de l'horreur qui succède à un long et sanglant combat, parmi des milliers d'hommes couverts de blessures honorables, baignés dans leur sang, luttant contre la mort: c'est là qu'on trouve le chirurgien; rien n'est capable de rallentir son zèle. Sans s'arrêter à contempler les maux de ses frères, il rassemble toutes ses forces et son courage pour ne songer qu'aux moyens de les secourir. Si la nature seconde ses soins, il est content, il se console; il compte pour rien ses veilles, ses travaux et ses peines. Suivons ailleurs le véritable chirurgien; remarquons son empressement à aller porter gratuitement des secours à des ouvriers, à des artisans respectables et intéressans dans leur misère. Depuis que la réunion s'est opérée, que deviennent dans Paris nombre d'individus qui gîtent sous les toits, où ils souffrent en secret; et dans les provinces, ces hommes précieux, chers à l'État, ces habitans des campagnes couchés sur la paille, ne mangeant que du pain? Cependant, ils travaillent nuit et jour pour nous nourrir...... La plume me tombe des mains, et je n'en puis dire davantage. O sentiment généreux ! quelle reconnaissance ne te doivent pas tes concitoyens ! et peuvent-ils avoir oublié ceux dont les soins leur sont si nécessaires et le talent si utile ? En effet, la chirurgie peut être regardée comme l'art de première nécessité ; il n'est pas de moment dans la vie où l'on ne soit exposé à avoir besoin de ses secours. Quel homme assez insouciant, assez ennemi de lui-même, ou plutôt est-il un seul être qui ne puisse dire : Protégeons la chirurgie, peut-être me sauvera-t-elle la vie avant la fin de la journée. Il est honteux, oui il est honteux pour notre siècle de voir qu'une science qui a eu des autels, lorsqu'elle n'était encore qu'au berceau, ait perdu son nom, soit anéantie au moment même où elle touchait à sa perfection.

Qu'il me soit permis d'opposer au règne actuel celui d'un prince qui vengea si ouvertement cet art précieux. A la vérité, le ciel fit naître en même temps ce modèle presque toujours inimitable de genérosité, de courage et de vertus. O la Peyronie ! nom célèbre et cher à notre mémoire ! personne ne poussa plus loin que lui l'attachement à la chirurgie ; personne ne fut plus que lui ami de l'humanité. Pourquoi, si utile, n'est-il point parmi nous? Nous eussions cessé nos plaintes, suspendu nos regrets, si celui qui le remplace si dignement auprès du Roi eût employé son crédit pour le rétablissement de la chirurgie, dont il doit être le défenseur-né. Il devait le premier représenter au Monarque tous les maux résultans de la réunion actuelle. Compagnons de ses efforts, nous eussions soutenu son ardeur, son courage, pour oser combattre et anéantir la tyrannie qu'exerce une corporation qui ne jouit des droits qu'elle s'est arrogés que par suite d'un long et trop lâche silence. Si les temps sont changés, si le siècle n'est plus le même, si quelques hommes ambitieux, plus présomptueux qu'éclairés, semblent partager le crédit, ou l'emporter sur celui du premier chirurgien du Roi, la dynastie régnante est la même; et Louis XVIII n'est pas moins juste, n'est pas moins grand que son aïeul; il semble ne respirer que pour consoler l'humanité souffrante. Occupé sans cesse à chercher les moyens propres à soulager les malheureux de toutes les classes, il travaille à réorganiser tous les établissemens utiles. Sous des rapports aussi chers à son cœur, la chirurgie, n'en doutons pas, deviendra de nouveau l'objet de ses méditations, de sa sollicitude.

Chacune des trois parties de l'institut a recouvré sa primitive dénomination d'académie française, d'académie des sciences, d'académie des belles-lettres. Cette école, où les jeunes militaires sont appelés à s'instruire, est rendue à sa destination; l'université a reconquis son nom et ses priviléges. Je vois la religion et les temples qui lui sont consacrés ouverts au culte; j'en vois de nouveaux s'élever sous la protection du Gouvernement; en un mot, tous les anciens établissemens royaux ont repris une existence nouvelle sous l'égide du Prince. La corporation du collége de Chirurgie, essentielle au bonheur et à l'illustration de la France, est la seule privée de ce bienfait royal, de cette justice, lorsqu'elle réclame sa propriété, ses droits, munificence de deux Souverains. Des hommes généreux ont sacrifié partie de leur fortune, le fruit de leurs travaux pour ajouter aux bienfaits du Prince: tant de grandeur d'âme serait-elle perdue sous le règne d'un Roi ami et zélé protecteur de son peuple? Cependant, je ne crains pas d'avancer qu'après la religion, l'art qui veille le plus particulièrement à la conservation de l'humanité doit occuper la première place dans le cœur du Souverain. Lors donc que Sa Majesté s'est empressée de rendre au culte religieux ce magnifique édifice dédié à la patrone de Paris par la piété de ses aïeux, osons nous flatter que l'art chirurgical reprendra sa brillante existence dans ce monument qu'aucuns téméraires ne devaient envahir : l'orgueil de la capitale réclame en même temps l'érection de celui projeté par Louis XV : telles étaient ses vues, que son digne successeur eût mises à exécution, d'élever en face des écoles de droit celles de LA FACULTÉ DE MÉDECINE. Au moment où les simples citoyens comme les riches propriétaires concourent à l'embellissement de notre cité, que le Gouvernement fait ériger des édifices d'une utilité reconnue, les précieuses libéralités du Prince s'étendront, n'en doutons pas, jusqu'à l'exécution d'un projet digne de sa munificence.

Jeunes élèves, qu'un vain prestige égare, qui balancez à choisir entre la médecine et la chirurgie, et qui mettez un si grand intérêt à acheter le titre de médecin, ignorez-vous que vous travaillez à l'anéantissement absolu d'un art utile, honorable pour vous et cher à l'humanité? Si ce faux brillant semble vous éblouir, rappelez-vous cette foule de grands maîtres que la chirurgie française a produits. Ce n'est pas comme médecins, que Louis, Sabatier, Tenon, Lassus, Dessaut se sont immortalisés. Il en est d'autres encore existans dont le mérite et les talens sont connus, admirés, et qui peuvent vous servir de modèles. Suivez leurs traces; comme eux, glorifiez-vous du beau nom de chirurgien, et vous rendrez cet art sublime plus majestueux que jamais. Si l'amour du bien, de l'humanité peut parler à vos cœurs, si vous avez le courage de secouer le joug médical pour développer votre génie dans l'art utile de la chirurgie, vous la propagerez dans toute la France; on vous verra, à l'exemple de vos prédécesseurs, porter avec courage et désintéressement la consolation et la vie dans la chaumière du pauvre et sous l'humble toit des villes; les malheureux qui y gémissent vous béniront et reconnaîtront la sollicitude paternelle du Roi, auteur de ces bienfaits. Vous ramenerez aussi cet art précieux à l'état d'illustration qui faisait partie de notre gloire aux yeux de toutes les nations. La chirurgie militaire en particulier attirait leur admiration. Interrogez ces vieux guerriers, de quelque grade qu'ils soient; demandez-leur si c'est le médecin ou le chirurgien qui a leur confiance en paix comme en guerre ? Sous Henri II, des assiégés allaient se rendre, faute de chirurgiens : Envoyez-nous Paré, écrivirent-ils, et nous tiendrons encore. Paré pénétra dans la place, et elle ne fut point prise.

Et nous chirurgiens français, qui aimons notre art et le pratiquons avec honneur, nous savons que dans tous les temps la médecine a travaillé à tenir la chirurgie dans l'esclavage, à s'emparer de sa gloire. Aujourd'hui cette despotique rivale est parvenue à lui ôter son nom pour l'anéantir plus sûrement. La suprématie médicale règne avec une tyrannie sans bornes ; elle s'est glissée dans tous les hôpitaux, dans toutes les administrations, à la cour, y a réduit les chirurgiens au plus petit nombre possible; que dis-je ? On ne voit que des médecins là où on n'apercevait que leur ombre. Nos démarches, les expressions franches et respectueuses de nos sentimens ont été dénaturées et sont devenues un sujet de nous calomnier dans la société et jusqu'auprès du trône. Les calomniateurs téméraires qui nous ont outragés ont pensé qu'en accélérant la détermination du Roi, ils arrêteraient nos réclamations publiques, et nous ôteraient la faculté de manifester à toute la France et au Monarque en particulier notre profonde douleur, et de lui demander de nouveau justice. Nos antagonistes n'ont eu pour but que d'enchaîner l'opinion générale, d'empêcher la vérité d'arriver jusqu'à Sa Majesté, qui avait daigné entendre nos plaintes et nous promettre sa bienveillante protection. Nous ne pouvons consentir à paraître avoir mérité l'oubli ou l'indifférence du meilleur des Princes, qui dispense également son amour à tous ses sujets. Il est de notre devoir, et l'humanité nous le commande, non-seulement de repousser les faussetés, les calomnies qui pèsent encore sur notre ancien collége, mais encore de les renvoyer à leur source. Nous devons aussi déclarer à nos concitoyens, à la France entière, que les hommes à qui le Roi a confié l'examen et la poursuite de cet objet important ont trompé, involontairement peut-être, sa religion, et sont parvenus à détourner l'impulsion de son cœur bienfaisant. Il n'est que trop instruit combien le mensonge, la calomnie entravent les avenues du trône ; et c'est Louis XVIII que des hommes intéressés à le tromper parviendraient à éloigner de ses fidèles sujets qui, dans tous les temps, ont donné des preuves non équivoques de respect, d'amour et de dévouement! Jusqu'ici ces hommes coupables ont tramé dans l'ombre ; mais aujourd'hui la lumière qu'ils ont toujours fuie, brillante de tout son éclat, permettra de faire entendre la voix de nos consciences, de la faire parvenir jusqu'au Monarque, et de retrouver toujours en lui un Roi juste et bon. Ses ministres sont amovibles, et chaque suecesseur peut réparer les erreurs ou les fautes de son prédécesseur. Ils sont en place ces hommes intègres ; la cause que nous plaidons est assez juste, assez intéressante pour qu'ils veulent se charger de la défendre auprès du Roi, lui faire connaître *à fond la vérité*. Honorés de sa confiance, il écoutera ces fidèles interprètes de nos cœurs : oui, s'il le faut, ils guideront nos pas pour arriver jusqu'au trône. Ces hommes à cheveux blancs, qui ont sacrifié leurs veilles, leur talent à secourir l'humanité, iront se précipiter aux genoux du Roi, les arroseront de leurs larmes; le Monarque ne résistera pas à leurs douleurs, à leurs prières ; il leur rendra enfin justice. Espérons qu'il nous fera la même réponse que fit Louis XIII aux chirurgiens qui lui demandaient la conservation de leur collége élevé par saint Louis : JE VOUS CONSERVERAI VOS PRIVILÉGES : VOUS ÊTES A MOI.

Puisse l'organisation actuelle être remplacée

par une nouvelle qui rétablisse la concorde entre des hommes appelés à remplir d'honorables et importantes fonctions ! alors, nous verrons la chirurgie marcher de nouveau d'un pas majestueux vers sa perfection. La reconnaissance nous fera oublier le mal que des hommes vraimens criminels ont fait à leurs semblables, à nous, à la France entière. Nous demanderons grâce pour eux, trop heureux de pouvoir obtenir à nos concitoyens le bienfait qu'ils attendent depuis le retour de leur Prince légitime.

FORESTIER.

IMPRIMERIE DE CHAIGNIEAU JEUNE.

www.ingramcontent.com/pod-product-compliance
Ingram Content Group UK Ltd.
Pitfield, Milton Keynes, MK11 3LW, UK
UKHW021956260726
13994UKWH00004B/1772

9 782329 331133